DE LA VIABILITÉ

DE L'ENFANT NAISSANT

CONSIDÉRATIONS MÉDICO-LÉGALES

PAR

Par le Dr J. LE BIDOIS

PROFESSEUR TITULAIRE D'ACCOUCHEMENTS A L'ÉCOLE DE MÉDECINE ET DE PHARMACIE DE CAEN, CHIRURGIEN DE LA MAISON CENTRALE DE FORCE ET DE CORRECTION DE BEAULIEU, PREMIER MÉDECIN-ADJOINT DES HOPITAUX, OFFICIER DE L'INSTRUCTION PUBLIQUE, MÉDECIN EXPERT DU PARQUET DE L'ARRONDISSEMENT DE CAEN, MEMBRE DU CONSEIL D'HYGIÈNE ET DE SALUBRITÉ DU DÉPARTEMENT DU CALVADOS, MEMBRE CORRESPONDANT DE L'ACADÉMIE IMPÉRIALE DE MÉDECINE, MEMBRE HONORAIRE DE LA SOCIÉTÉ DE MÉDECINE DE CAEN, ETC.

CAEN

TYPOGRAPHIE DE B. DE LAPORTE

Rue au Canu, 5

OCTOBRE 1859

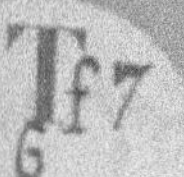

DE LA VIABILITÉ

DE L'ENFANT NAISSANT

DE LA VIABILITÉ

DE L'ENFANT NAISSANT

CONSIDÉRATIONS MÉDICO-LÉGALES

PAR

Par le Dr J. LE BIDOIS

PROFESSEUR TITULAIRE D'ACCOUCHEMENTS A L'ÉCOLE DE MÉDECINE ET DE PHARMACIE DE CAEN, CHIRURGIEN DE LA MAISON CENTRALE DE FORCE ET DE CORRECTION DE BEAULIEU, PREMIER MÉDECIN-ADJOINT DES HOPITAUX, OFFICIER DE L'INSTRUCTION PUBLIQUE, MÉDECIN EXPERT DU PARQUET DE L'ARRONDISSEMENT DE CAEN, MEMBRE DU CONSEIL D'HYGIÈNE ET DE SALUBRITÉ DU DÉPARTEMENT DU CALVADOS, MEMBRE CORRESPONDANT DE L'ACADÉMIE IMPÉRIALE DE MÉDECINE, MEMBRE HONORAIRE DE LA SOCIÉTÉ DE MÉDECINE DE CAEN, ETC.

CAEN

TYPOGRAPHIE DE B. DE LAPORTE

Rue au Canu, 3

OCTOBRE 1859

SOMMAIRE.

Avant-propos. — Signification du mot *viabilité* dans l'usage général et dans l'usage judiciaire. — Conditions de la viabilité de l'enfant naissant. — Coup d'œil sur les fonctions conservatrices de la vie humaine dans les périodes intra et extra-utérines. — Deux remarques : 1° le commencement de la vie extra-utérine est distinct de la naissance ; 2° cette vie peut offrir chez l'homme deux degrés très-différents. — Condition de développement : époque où elle commence et où elle est confirmée ; la déclaration de viabilité relative à l'enfant naissant doit différer selon ces époques. — Condition de conformation : nombre et étendue des facultés qu'elle doit permettre pour être suffisante. — Les vices de conformation incompatibles avec la conservation de la vie extra-utérine sont ou ne sont pas susceptibles d'être guéris ; la déclaration de viabilité au moment de la naissance est subordonnée à cette circonstance. — Condition de santé : les maladies congéniales se distinguent aussi selon qu'elles sont ou ne sont pas incurables ; et la déclaration de viabilité de l'enfant naissant est subordonnée à cette particularité. — Proposition du professeur Chaussier relative à la constitution de la viabilité de l'enfant au moment de sa naissance. — La présomption de viabilité est-elle appliquée avec à propos dans certains cas de jurisprudence.

ERRATUM.

Page 5, ligne 12 ; au lieu de : *l'habilité à la vie*, lisez : l'habilité au cours de la vie.

Page 35, ligne 28 ; au lieu de : *intelligenc*, lisez : intelligence.

Page 37, ligne 5 ; lisez : l'enfant naissant.

Page 48, ligne 9 ; au lieu de : *extra-utérine*, lisez : intra-utérine.

Page 54, ligne 11, au lieu de : *à notre avis*, lisez : à mon avis.

Page 62, ligne 24 ; lisez : à la vérité.

DE LA

VIABILITÉ DE L'ENFANT NAISSANT

CONSIDÉRATIONS MÉDICO-LÉGALES

AVANT-PROPOS.

Des dispositions d'une haute importance sont attachées par nos lois à la viabilité de l'enfant naissant : elles en font une condition qui le rend capable de succéder ou de recevoir soit par donation, soit par testament, et qui, dans certains cas, permet de contester sa légitimité. La précision et la clarté de ces dispositions ne laissent aucun doute ; mais leur application donne parfois lieu à des contestations et à des incertitudes fort difficiles à terminer. Le législateur, en effet, n'a pas lui-même tracé les caractères de cette viabilité ; il a laissé ce soin aux personnes de l'art, seules compétentes en pareille matière. Malheureusement ces personnes ne s'accordent pas toujours dans leur manière de voir à ce sujet : les unes diffèrent quant au sens précis qu'il faut attribuer au mot *viabilité ;* les autres diffèrent quant aux caractères et aux dispositions organiques qui constituent essentiellement l'état que ce mot désigne. Au milieu du conflit des opinions diverses qui sont émises même par les médecins les plus éclairés, les jurisconsultes et les juges hésitent souvent à se prononcer, faute de posséder les connaissances spéciales qui leur permettraient de faire un choix. S'ils comptent les suffrages pour mieux éviter l'erreur, ils agissent prudemment sans doute ; mais l'histoire des progrès des sciences et surtout de ceux de la médecine, atteste que les meilleures doctrines ne sont pas toujours les plus généralement admises, au moins dans les premiers moments. Si les plaideurs fatigués de longs et ruineux débats, conviennent de partager entre eux le différend, il arrive alors que les uns perdent un bien légitime et que les autres acquièrent un bien qui ne leur eût pas appartenu, si la vérité se fût mieux manifestée. D'ailleurs la perspective d'un tel arrangement n'entretient-elle pas quelquefois des contestations purement systématiques et peu loyales ? . .

Dans cet état de choses, j'ai cru qu'il pourrait être utile de consigner ici de simples réflexions auxquelles je me livrai, il y a quelques années, à l'occasion d'un procès pour lequel je fus consulté et dont la Cour impériale de Caen eût été saisie, sans l'arrangement qui intervint entre les plaideurs. Peut-être ces réflexions, dont le seul à propos se trouve dans la spécialité des connaissances qui les ont inspirées, contribueront-elles à diminuer les incertitudes que présentent plusieurs questions de viabilité ? Peut-être ceux de mes lecteurs, qui sont étrangers aux sciences médicales, y trouveront-ils des renseignements utiles pour apprécier par eux-mêmes les opinions différentes des hommes de l'art, et éviter ainsi de recourir à la présomption légale : présomption généralement juste sans doute, mais qui n'exclut pas de regrettables exceptions ? Tel a été mon espoir, et je m'estimerai heureux si cet opuscule ne reste pas trop éloigné du but que je me suis proposé.

J'examinerai d'abord la signification du mot *viabilité* et je terminerai par quelques considérations sur les conditions que l'enfant naissant doit offrir pour que ce mot lui soit à juste titre applicable.

CHAPITRE PREMIER.

SIGNIFICATION DU MOT VIABILITÉ.

Pour déterminer avec plus d'exactitude la valeur de ce mot, je crois indispensable de distinguer ici sa signification étymologique et générale de la signification moins étendue qu'il me paraît avoir dans l'usage judiciaire.

§ 1. — *Signification étymologique et générale du mot* viabilité.

Le mot *viabilité* dérive de viable, en latin *viabilis*. Cet adjectif est lui-même formé de deux mots : *via* (voie, route, voyage) et *habilis* (habile, apte, capable). Il exprime donc, dans son sens propre ou littéral, la qualité d'être habile, apte à la voie, au voyage, etc. et, dans son sens figuré, celle d'être apte ou habile à *la vie*, c'est-à-dire à la carrière, ou au voyage que constitue le cours de notre existence.

Sans doute, le mot latin *vita* désigne particulièrement l'activité spéciale qui caractérise les corps organisés, et que nous appelons *la vie*, et il semble plus naturel, au premier abord, qu'on l'eût employé pour désigner l'aptitude à cette activité. Mais ce mot n'eût pas, je pense, exprimé suffisamment la disposition au *cours même* de la vie. D'ailleurs si cet emploi avait eu lieu, il eût formé l'adjectif *vitabilis*, qui dérive du verbe *vitare* (éviter), et dont la signification est toute différente de celle qu'on se proposait d'obtenir.

Quoi qu'il en soit de l'exactitude de cette étymologie, tout le monde reconnaît que le mot *viable*, pris d'une manière générale et au figuré, désigne positivement l'aptitude, l'habileté à la vie ou la capacité de suivre la carrière de la vie, de même que, pris dans son sens propre ou littéral, il exprime l'aptitude ou la propriété d'une voie quelconque à être parcourue, c'est-à-dire à servir à l'usage auquel elle est destinée.

Peut-être convient-il de faire remarquer ici que le mot *viable*, quel que soit le sens dans lequel il est employé, désigne toujours, dans l'objet auquel on l'applique, une aptitude, une capacité présente et déjà réalisée, et non une aptitude future et seulement possible. En effet, on ne dit jamais d'une maison qu'elle est habitable, quand sa construction ne permet pas encore de l'habiter ; d'un chemin qu'il est viable, quand il n'est pas encore assez terminé pour qu'on puisse le parcourir, etc. — Mais, quelles que soient les chances de réalisation de l'aptitude à laquelle ces divers objets sont destinés, on attend toujours, pour les qualifier ainsi, que cette réalisation ait lieu. — De même, dans l'usage habituel, on ne dit jamais d'un fœtus encore trop jeune, qu'il est apte à vivre hors de sa mère, par cela seul qu'il est susceptible de le devenir et même que, selon toutes les probabilités, il le deviendra. Mais on attend toujours aussi, pour le dire viable, qu'il ait acquis l'âge et les autres conditions nécessaires à cette existence extérieure. En un mot, et je crois nécessaire d'insister sur cette précision de langage : *être viable* ou *apte à la vie*, c'est *posséder*, au moment même où on parle, toutes les dispositions qui rendent capable d'en suivre le cours, et ce n'est pas se *trouver seulement susceptible* de les acquérir dans la suite. L'un est un fait entièrement accompli, une qualité pleinement acquise ; l'autre n'est que la *simple possibilité* d'arriver à ce fait, d'acquérir cette qualité.

Personne n'ignore également que l'adjectif *viable* a une signification très-distincte de celle du participe *vivant* ; que celui-ci désigne exclusivement l'acte de la vie présente, tandis que l'autre désigne plus particulièrement l'aptitude au cours ultérieur de la vie. Cette distinction n'est pas une pure subtilité ;

car si la qualité de *viable* suppose toujours celle de *vivant*, ne peut se dire que d'un être qui jouit déjà de la vie, le fait d'être *vivant* n'implique pas nécessairement la qualité d'être *viable*, c'est-à-dire de posséder l'aptitude à suivre le cours de cette existence. Ainsi, par exemple, ceux qui sont atteints d'une blessure ou d'une maladie promptement mortelles ne sont plus viables, dans le sens habituel de ce mot, bien qu'ils existent et même qu'ils puissent subsister quelque temps encore, privés de l'aptitude au cours ordinaire de la vie. Cette distinction trouvera sans doute son application dans la suite de cet écrit.

Enfin, pour terminer ces explications grammaticales, déjà trop longues peut-être, qu'il me soit permis d'ajouter que le mot *viable*, quand il est employé seul et isolé de toute circonstance qui modifie ou limite son acception la plus générale, exprime simplement l'*aptitude au cours de la vie*, sans déterminer nullement ni la période, ni la durée, ni aucune autre particularité de cette existence. De sorte qu'à ce titre on pourrait dire de l'embryon, de l'adulte et même du vieillard, aussi bien qu'on le dit à l'occasion de l'enfant naissant, qu'*ils sont viables*, lorsqu'ils possèdent l'aptitude au cours de la vie qui concerne naturellement chacun d'eux.

§ 2.—*Signification du mot* viabilité *dans l'usage judiciaire.*

Dans notre législation, le sens du mot *viabilité* me semble, à quelques égards, offrir moins d'étendue que dans l'usage habituel et se borner à un *certain degré* d'aptitude ou de capacité de l'enfant naissant pour la vie extra-utérine.

Au reste, le texte même des articles de loi où ce mot est employé nous offre le meilleur moyen de fixer notre opinion à ce sujet.

Code Napoléon :

Art. 314.—« L'enfant né avant le cent quatre-« vingtième jour du mariage ne pourra être désavoué « par le mari que dans les cas suivants : 1° s'il a eu « connaissance de la grossesse avant le mariage ; — « 2° s'il a assisté à l'acte de naissance et si cet acte « est signé de lui, ou contient sa déclaration qu'il ne « sait signer ;—3° si l'enfant n'est pas *déclaré viable.*

Art. 725.—« Pour succéder, il faut nécessairement « exister à l'ouverture de la succession. Ainsi, sont « incapables de succéder : 1° celui qui n'est pas en-

« core conçu ; — 2° l'enfant qui n'est pas *né viable* ; « — 3° celui qui est mort civilement. »

Art. 906. — « Pour être capable de recevoir entre-« vifs, il suffit d'être conçu au moment de la dona-« tion. Pour être capable de recevoir par testament, « il suffit d'être conçu à l'époque du décès du testa-« teur. Néanmoins la donation ou le testament n'au-« ront leur effet qu'autant que l'enfant sera *né* « *viable*. »

Ces articles démontrent, si je ne me trompe :

1° Qu'il s'agit, dans la loi, uniquement de la viabilité de l'enfant lors de sa naissance, en d'autres termes, de la capacité qu'il présente à ce moment pour jouir de la vie à laquelle il naît, c'est-à-dire de la vie extérieure et tout à fait séparée de celle de sa mère, en un mot de la vie commune.

2° Que le législateur, en faisant expressément de cette capacité la condition de certaines dispositions civiles, a exclu, par cela même, de ces dispositions l'enfant qui naît seulement *vivant*, sans être en même temps *viable*. D'après les termes formels de l'article 725, un tel enfant est alors devant la loi civile, comme s'il n'existait pas.

3° De plus, l'expression *né viable* employée dans

les art. 725 et 906 désigne clairement l'enfant qui possède, *dès le moment de sa naissance*, les conditions nécessaires pour conserver la vie extra-utérine et non l'enfant qui ne présente alors que la susceptibilité ou la possibilité de les acquérir plus tard.—C'est bien exclusivement à la capacité de continuer de vivre, réalisée et certaine à ce moment même, et non à la possibilité plus ou moins douteuse d'acquérir cette capacité dans la suite, que nos lois attachent les dispositions énoncées dans ces articles. Car s'il en était autrement, s'il suffisait d'être doué seulement de la possibilité de devenir viable, pour recevoir aussitôt l'application de ces dispositions, il arriverait, lorsque la viabilité ne se réaliserait pas, que ces dispositions auraient été appliquées contrairement au but que s'est proposé le législateur en les instituant.

En effet, la viabilité de l'enfant naissant n'est formellement exigée, comme condition de certaines dispositions civiles, qu'en vue de la persistance notable de la vie de cet enfant. Pour celui qui naît incapable de survivre à sa naissance ces dispositions sont évidemment sans objet comme sans utilité. Si donc elles étaient appliquées de prime abord et définitivement à l'enfant qui n'est que susceptible de devenir viable, il se trouverait, lorsqu'il ne le deviendrait pas et périrait, par conséquent, peu de temps après sa naissance, il se trouverait, dis-je, que ces dispositions favoriseraient un enfant dont l'existence, aux termes de l'art. 725, est réputée nulle par la loi.

Dirait-on que le décédé possédait, au moment de sa naissance, l'aptitude à conserver la vie extra-utérine, alors que ce seraient les dispositions mêmes avec lesquelles il est né qui l'ont si promptement fait mourir? Ou bien dirait-on qu'il était né viable, parce qu'il était susceptible de le devenir?—Mais alors on confondrait la simple possibilité d'un fait avec la réalité de ce fait lui-même. . .

Ces considérations permettent déjà de reconnaitre que dans les cas où l'enfant nait dans un état qui ne suffit pas pour lui donner une viabilité présente ou déjà réalisée, mais qui lui donne seulement une viabilité possible ou susceptible de se réaliser ensuite, surtout à l'aide de soins spéciaux, on ne peut statuer à l'instant sur sa viabilité, et qu'il faut attendre l'événement, qui seul en décide en cette circonstance. Car, on le conçoit, la viabilité ou la non-viabilité encore incertaines de cet enfant ne se réaliseront que selon le succès ou l'insuccès des soins qui lui seront ultérieurement donnés.

Du reste, à l'occasion de la conduite qui me paraît devoir être suivie dans ces sortes de cas, il n'est pas indifférent de remarquer que cette interprétation, rigoureuse des expressions de la loi n'exclut, en aucune manière, des dispositions attachées à la viabilité, les enfants qui naissent doués seulement de la susceptibilité de devenir viables. Car tant que l'enfant existe, le fait même de son existence, joint à celui de l'observation journalière qui démontre que la généralité des enfants nés vivants est apte à la vie extra-utérine, établit toujours en sa faveur une présomption de viabilité, qui ne cesse que dans le cas où il meurt très-peu de temps après sa naissance. Alors seulement, et par suite de cette mort prématurée, véritable exception à la règle commune, peut s'élever la question de savoir si cet enfant était né réellement viable, et s'il n'a point succombé à une cause de mort postérieure à sa naissance.

Ici se présente naturellement une question résultant des termes généraux dont s'est servi le législateur au sujet de la viabilité. Cette question est celle de la durée que doit offrir la vie extra-utérine de l'enfant pour qu'il soit considéré comme étant suffisamment viable aux yeux de la loi. Car, chacun le sait, l'aptitude à la vie extra-utérine ne se présente pas au même degré chez tous les enfants, et s'il en est auxquels une constitution vigoureuse promet une longue carrière, il en est beaucoup aussi dont la faiblesse ou l'état maladif font craindre qu'ils ne puissent vivre longtemps.

Sans doute, dans l'ordre naturel et pour le physiologiste, la viabilité est une, et ce mot, dans son acception la plus ordinaire, exprime l'aptitude au cours normal de la vie ; l'aptitude à la durée que cette existence présente généralement dans l'espèce à laquelle l'animal appartient. Mais dans l'ordre civil et pour le législateur doit-il en être ainsi ? Les principes de justice et d'humanité, qui sont la base de nos lois, permettent-ils d'admettre que ces lois excluent du rang des citoyens l'enfant dont l'organisation et la santé ne sont pas assez fortes pour lui faire atteindre un âge avancé ou seulement la durée moyenne de la vie?.. Je ne puis le penser. La viabilité exigée par la loi, ou la *viabilité légale* (car c'est ici, ce me semble, le cas d'employer cette expression) ne me paraît pas pouvoir être définie : *La capacité de vivre complètement et aussi longtemps que le commun des hommes* (Capuron) ; — *de parcourir la carrière ordinaire de la vie* (Marc, Orfila) ; — *de parcourir les différentes phases de la vie humaine* (Velpeau) ; — *de parcourir la durée moyenne de la vie* (divers) etc. ; car si ces définitions, qui appartiennent à la viabilité naturelle et normale, étaient admises rigoureusement dans l'usage judiciaire, elles feraient écarter comme non viables, non-seulement les enfants qui ne semblent pas aptes à une longue vie, mais aussi ceux qui ne paraissent pas susceptibles de parcourir même une carrière moyenne. Et tel ne peut être assurément l'esprit de la loi. D'ailleurs les termes dont elle se sert n'imposent aucunement, pour la viabilité, la condition d'une certaine durée d'existence extra-utérine : ils expriment purement et simplement, ainsi que nous l'avons remarqué, l'aptitude à jouir de cette vie, sans mentionner ni la durée, ni le mode plus ou moins complet ou parfait que doit offrir cette existence.

On conçoit, du reste, que le législateur ne pouvait agir autrement ; qu'il ne pouvait exiger qu'au moment de la naissance fût décidée une question de durée qui s'y trouve bien souvent insoluble, malgré toutes les lumières de la science. C'est pourquoi je crois devoir, à cette occasion, adopter l'opinion d'Olivier d'Angers, de M. Sédillot et des autres médecins légistes qui ont défini la viabilité de l'enfant naissant : *l'aptitude à jouir de la vie extra-utérine*, sans y joindre, plus que ne l'a fait la loi, la condition d'une certaine durée de cette existence.

Toutefois, comme cette aptitude, dont l'étendue est indéterminée, peut dans bien des cas se trouver fort courte, on est conduit d'autre part à se demander s'il suffira, pour la viabilité légale, que les conditions d'existence, que présente l'enfant naissant, lui permettent de vivre seulement quelques mois, quelques jours, quelques heures même? Où s'arrêter dans l'estimation de la durée d'une existence éphémère pour qu'elle ne cesse pas d'être suffisante aux yeux du législateur? Suffira-t-il que cette durée soit seulement de quelques minutes?..

Pour répondre à cette nouvelle question, il me semble indispensable de distinguer si la cause de la mort de l'enfant est postérieure ou antérieure à sa naissance.

En effet, dans le premier cas, la cause de la mort, quelle qu'elle soit, constitue un accident postérieur et absolument étranger aux conditions avec lesquelles est né l'enfant; un tel accident ne détruit en rien le fait accompli déjà de sa viabilité native. Cette cause de mort arrivât-elle quelques instants et même presque immédiatement après la naissance, elle n'exclurait aucunement la préexistence de la viabilité exigée par la loi pour ce moment même. De sorte que, dans cette occasion, la durée plus ou moins courte de la vie extra-utérine ne modifie en aucune manière le jugement qui est à porter sur la viabilité de l'enfant, et cet enfant doit toujours être considéré comme étant né viable, même lorsqu'il succombe à la cause funeste fort peu de temps après qu'il est né.

Dans le second cas, celui où la cause de la mort est antérieure au moment même de la naissance, il n'en est plus ainsi, je pense, et la durée d'existence extra-utérine que cette cause permet, entre naturellement pour beaucoup dans le jugement qui doit être porté sur la viabilité de l'enfant. En effet, si cette cause le fait périr très-peu de temps après sa naissance, on ne peut le considérer comme étant né viable, puisque ce n'est pas naître capable de suivre le cours de la vie commune que de naître avec des dispositions qui entraînent la mort presque aussitôt ; c'est naître seulement pour mourir ; et, par conséquent, c'est comme si on ne naissait pas : « *non nasci idem est ac non posse vivere,* » a dit Paul Zacchias. Cette opinion est un axiome en jurisprudence, et, devant la loi civile, l'existence de l'enfant qui ne peut survivre à sa naissance est, nous venons de le voir, considérée comme nulle.

Mais si l'obstacle à la vie extra-utérine, au lieu de causer la mort dès les *premiers temps* de la naissance, se trouve de nature à ne l'entraîner que plus ou moins longtemps après ?—Que, par exemple, au bout de plusieurs semaines, de plusieurs mois et même de quelques années ?— L'enfant devra-t-il être considéré comme n'étant pas né viable, parce que ses dispositions congéniales, bien qu'elles ne soient pas assez graves pour le faire périr dans les premiers temps de sa naissance, le condamnent cependant à une fin plus ou moins prochaine ?

On ne peut, il me semble, adopter l'affirmative dans cette question ; car cet enfant, tout privé qu'il soit de la viabilité ordinaire et normale, subsiste néanmoins assez longtemps pour devenir l'objet de l'affection entière et de tous les soins de ses parents ; car ceux-ci, pour conserver son existence même précaire et en adoucir les maux, doivent se résigner aux plus grands sacrifices, etc. Exclure un tel enfant de la société civile, le reléguer, pour ainsi dire, à l'écart, sans nom et sans droits comme une brute, ne serait-ce pas envers ses parents une injustice extrême et envers lui une barbarie ?...

Mais alors surgit une autre question, non moins embarrassante que les précédentes. Que faut-il entendre par l'expression de *premiers temps de la naissance* ? Quelle sera cette limite à partir de laquelle la durée de la vie extra-utérine commencera d'être suffisante pour la viabilité légale ? A quels caractères pourra-t-on sûrement la reconnaître et la constater dans l'usage habituel? Ces premiers temps seront-ils constitués par les trois jours prescrits pour la déclaration de la naissance de l'enfant à l'officier de l'état civil? Ou bien comprendront-ils l'intervalle d'une dizaine de jours environ, pendant lequel l'adhérence ou les traces de récente adhérence du cordon ombilical fournissent un caractère positif et moins favorable aux erreurs et aux contestations sur la date de la naissance?

Cette question, à laquelle peut se rattacher celle du temps pendant lequel l'enfant doit judiciairement porter le nom de *nouveau-né*, n'est point encore définitivement résolue, du moins à ma connaissance. En attendant qu'il ait été statué à son égard d'une manière compétente, elle reste donc indécise et livrée à l'arbitraire.

CHAPITRE SECOND.

CONDITIONS DE LA VIABILITÉ DE L'ENFANT NAISSANT.

Après cet aperçu des acceptions dont le mot *viabilité* me paraît susceptible, il me reste à considérer les conditions que doit offrir l'enfant naissant pour être réputé viable dans le sens de la loi.

Ces conditions sont nombreuses et diverses. Elles se divisent naturellement en trois catégories : celles d'âge ou de développement ; celles de conformation, et celles de santé.

Leur seul énoncé suffit, sans doute, à démontrer combien elles sont nécessaires pour constituer la viabilité. Mais le rôle et le degré d'importance de chacune d'elles, dans la conservation de la vie extra-utérine, peuvent difficilement s'expliquer sans quelques notions de physiologie. C'est pourquoi, avant d'aller plus loin, je crois devoir, en faveur des personnes peu familiarisées avec cette science, jeter un coup d'œil sur les actes principaux par lesquels se conserve la vie humaine. Puissent les détails scientifiques dans lesquels il me paraît utile d'entrer, ne point mettre à une trop rude épreuve l'attention bienveillante de mes lecteurs!

§ 1. — *Coup d'œil sur les fonctions par lesquelles se conserve la vie humaine* (1).

On sait que la vie de l'homme, ainsi que celle des autres animaux mammifères, comprend deux périodes principales qui diffèrent entre elles par leurs conditions d'existence et leur activité. L'une de ces périodes commence à la conception, s'accomplit dans le sein maternel et finit à la naissance. On la nomme *vie intra-utérine*, parce que le viscère dans lequel se développe le nouvel être porte le nom d'*utérus*.

L'autre période commence à la naissance, se continue à l'extérieur et séparément de la mère et finit à la mort. On la nomme *vie extra-utérine*, ou communément *la vie*. C'est pendant sa durée que l'homme achève de se développer, acquiert les diverses facultés qui sont l'attribut de son espèce et remplit dans le monde le rôle auquel il est destiné.

(1) Il n'est pas nécessaire, sans doute, de faire remarquer que cet aperçu purement physiologique ne peut, à l'occasion des actes de la *sensibilité*, infirmer les vérités d'un ordre métaphysique, puisqu'on sait que les organes et les facultés de cette fonction ne sont que les instruments de l'âme?

La première de ces périodes, on le sait encore, n'existe que pour amener la seconde ; car, après la conception, le nouvel être serait trop imparfait pour quitter aussitôt le sein maternel. Il faut qu'il y séjourne un certain temps, pour acquérir le degré d'organisation et de vitalité que réclament les exigences nombreuses de la vie extérieure.

Chacune de ces deux grandes divisions de l'existence humaine présente dans son cours des périodes secondaires ou *âges*, qui se distinguent aussi entre elles par des phénomènes spéciaux d'organisation et d'activité. Ainsi les premiers temps de la vie intra-utérine constituent la période *embryonnaire*, appelée ainsi parce que le nouvel être y porte le nom d'*embryon*. Les temps ultérieurs constituent la période *fœtale*, dont les derniers mois sont caractérisés par un développement assez avancé du *fœtus* pour qu'il soit viable, et pourraient se nommer : période de *viabilité*. — De même, la vie extra-utérine présente les âges de l'*enfance*, de la *jeunesse*, de la *virilité* et de la *vieillesse*.

Or, dans chacune de ces vies, les conditions de l'existence sont entièrement différentes, et, pour mieux comprendre en quoi l'aptitude à l'une est insuffisante pour l'aptitude à l'autre, il importe de se rappeler les actes vitaux qui contribuent à la conservation de chacune d'elles.

Dans la vie intra-utérine, le nouvel être, entouré du liquide amniotique, des membranes de l'œuf et des parois utérines et abdominales, se trouve protégé de toutes parts contre les atteintes des corps extérieurs et la déperdition de sa chaleur naturelle. De plus, ainsi que le végétal est fixé au sol, il adhère, par ses annexes et d'une manière permanente, aux parois utérines, qui sont pour lui le milieu où il absorbe les humeurs utiles à son développement et à sa vitalité.

Cette absorption s'opère au moyen de radicules vasculaires étroitement appliquées aux parois de la cavité de l'utérus et formant, par leur ensemble, l'organe appelé le *placenta*. De cet organe, où elles commencent à se mêler au sang revenu du corps du fœtus, les humeurs nutritives sont transmises à son cœur, par la veine du *cordon ombilical*, et y arrivent mélangées, en dernier lieu, avec le sang qui revient du foie et de la moitié inférieure du corps. Du cœur le sang fœtal, composé principalement du produit de l'*absorption placentaire*, est transmis par les diverses artères aux parties supérieures et aux parties inférieures du corps pour leur développement et leur activité. Appauvri par cet usage, il retourne presque entièrement, par les deux artères *ombilicales*, au *placenta*, où de nouvelles humeurs nutritives le réparent et le révivifient avant qu'il recommence un nouveau cours.

Grâces à ces deux actes vitaux d'*absorption* et de *circulation fœto-placentaire*, dont je ne puis ici indiquer que très-imparfaitement l'ensemble, tous les besoins de la vie du fœtus sont amplement et régulièrement satisfaits. La *circulation* dans toutes les parties de son corps du liquide nutritif général (*le sang*), *restauré* et *revivifié* sans cesse par son retour au placenta, constitue la fonction la plus indispensable à la conservation de la vie intra-utérine. Aussi, tant que cette fonction s'accomplit avec une régularité suffisante, le nouvel être continue de vivre et de se développer, malgré de très-grandes imperfections d'organisation. Lors même qu'il est monstrueux, il ne meurt qu'au moment où il naît, c'est-à-dire qu'au moment où la vie, pour subsister en lui, exige d'autres conditions que son organisme défectueux ne peut remplir.

La vie intra-utérine est donc principalement une période de nutrition et de développement pour le nouvel être : une sorte de vie végétative, soustraite à nos regards, dans laquelle on peut, jusqu'à un certain point, se le figurer comme un appareil d'absorption et de circulation d'humeurs nutritives, autour duquel se groupent et se développent par degrés, dans le calme et l'isolement profonds du sein maternel, les divers organes qui seront utiles à la vie extérieure.

Dans la vie extra-utérine, les conditions de l'existence et les actes vitaux qui y satisfont se présentent bien plus nombreux et bien plus compliqués. Dès que l'enfant est séparé de sa mère, il doit puiser, sans organe intermédiaire, dans les corps extérieurs, les différents matériaux que cette séparation rend indispensables à son existence.

D'abord, il est à peine né qu'il lui faut respirer l'air atmosphérique, pour que son sang en absorbe l'oxygène et achève ainsi de devenir propre à l'entretien de la vie nouvelle. Cette modification essentielle du liquide nutritif général porte le nom d'*hématose* et s'effectue dans l'intimité du tissu des poumons. Elle constitue, avec les mouvements respiratoires, la fonction de la *respiration*.

Le nouveau-né doit ensuite introduire et élaborer dans un long canal, qui traverse son corps et se nomme le *canal digestif*, les aliments solides ou liquides qui fourniront, aux radicules vasculaires de la surface intérieure de ce canal, les sucs nourriciers et réparateurs du sang. Ce deuxième acte vital, plus complexe et non moins essentiel que le premier, constitue la fonction de la *digestion*.

Ces deux fonctions remplissent désormais, pour la vie extra-utérine, les usages auxquels suffisait l'activité placentaire dans la vie fœtale. De sorte que la révivification du sang s'opérant dans les poumons, par l'introduction de l'air atmosphérique, et l'absorption réparatrice des pertes de ce liquide s'effectuant dans le canal digestif, aux dépens des aliments, la *circulation* du sang fœtal subit lors de la naissance une modification profonde. Son simple circuit *fœto-placentaire* est alors remplacé, tout à coup et sous l'influence de la respiration, par deux circuits très-distincts : l'un *pulmonaire*, par lequel le sang se révivifie dans les poumons; l'autre *général*, par lequel ce liquide va servir à la nutrition et à la vitalité de tous les organes de l'économie. C'est pourquoi cette fonction nutritive elle-même présente, par le seul fait de la vie extra-utérine, un mode d'exercice qui est entièrement différent de l'ancien et caractérise aussi très-nettement cette nouvelle existence.

D'autre part, les matériaux divers qui sont introduits dans les voies respiratoires et dans les voies digestives, n'y sont pas entièrement consommés. Leurs résidus, mêlés aux différentes humeurs versées dans ces mêmes voies, pour l'exercice de leurs fonctions, doivent être rejetés, *excrétés* de l'économie, où ils finiraient par causer des désordres mortels. De là nécessité d'autres actes vitaux, d'un ordre opposé aux actes d'*ingestion* précédents, c'est-à-dire d'actes d'*excrétion* ou de rejet ; d'*excrétions gazeuses, vaporeuses*, etc., pour les voies respiratoires ; d'*excrétions stercorales*, etc., pour les voies digestives.

De plus, comme le sang lui-même ne dépense pas tous les matériaux qu'il reçoit des absorptions digestive et respiratoire ; comme il se charge, en outre, dans son cours à travers les différentes parties du corps, d'éléments inutiles ou nuisibles, que lui versent les *résorptions* opérées dans les cavités des organes et dans l'intimité des tissus, il faut aussi que ce liquide soit lui-même *dépuré*, débarrassé de ces sortes d'éléments, qui altèrent sa composition et la rendraient bientôt funeste. Cette dépuration, à laquelle contribuent les *perspirations pulmonaire* et *cutanée*, est spécialement effectuée par la *sécrétion* des *reins*, et les *urines*, qui en sont le produit, veulent aussi être rejetées de l'économie pour ne pas entraîner la mort.

Telles sont, dans un simple aperçu, avec la *double circulation* qui s'établit à la naissance, les fonctions principales dont la vie extra-utérine réclame l'accomplissement pour satisfaire aux divers besoins qu'elle entraine, et notamment à ceux de l'activité plus grande que présentent la nutrition, la caloricité, la motilité, etc., à partir de la naissance.

Toutefois, ces fonctions, bien qu'elles répondent directement et d'une manière complète aux besoins nutritifs et, pour ainsi dire, végétatifs de la vie extra-utérine, sont loin cependant de pouvoir suffire à la conservation de cette existence.

D'abord, on peut remarquer que les divers actes d'ingestion et d'excrétion, par lesquels commence et se termine nécessairement la plupart de ces fonctions, exigent que le nouvel être établisse des relations avec les corps extérieurs et qu'il exécute des mouvements spéciaux, pour le mécanisme de ces actes : mouvements d'*inspiration* et d'*expiration* pour la fonction respiratoire ; mouvements de *préhension des aliments et des boissons*, pour la fonction digestive ; mouvements d'*excrétion* des matières stercorales et des urines, pour le rejet des résidus, etc.

Ces mouvements, indispensables à certaines fonctions nutritives, ont pour agents immédiats des *muscles*, organes mols et contractiles, auxquels les *os* et les *cartilages* fournissent des points d'appui. Réunis à ceux qui effectuent d'autres relations extérieures, dont nous n'avons pas à nous occuper en ce moment, ces mouvements, constituent, par leur ensemble, l'une des fonctions caractéristiques de l'animalité, la fonction de la *locomotion*.

Ensuite, on peut remarquer encore que ces mouvements, qui doivent être subordonnés aux circonstances extérieures et aux dispositions où se trouve l'animal, ne peuvent, même avec des organes spéciaux, se produire d'eux-mêmes, c'est-à-dire résulter de l'activité spontanée de leurs *muscles*, et qu'il leur faut l'intervention d'un acte vital particulier. Car, dans les animaux, les mouvements de relation extérieure, que nécessitent les fonctions conservatrices de l'individu et de son espèce, ne sont pas, ainsi que dans les végétaux, purement automatiques ou déterminés par le seul cours de la nutrition et du développement des organes de l'être, ou par des agents physiques extérieurs. Ces mouvements y sont *volontaires*, c'est-à-dire qu'ils y sont produits par une influence intime et d'une nature spéciale, qui émane d'une autre partie de l'animal lui-même, ou plutôt d'une faculté qui lui est propre et qu'on nomme sa *volonté* ; faculté dont le mode et le degré d'influence sur les muscles qui servent aux relations extérieures, suscitent leurs contractions et en déterminent l'intensité comme la durée.

Or, pour que la *volonté* de l'animal produise de tels effets, pour qu'elle fasse exécuter les mouvements indispensables aux fonctions précédentes, d'autres actes vitaux de même ordre qu'elle, c'est-à-dire appartenant aussi à la fonction de la *sensibilité*, deviennent nécessaires.

D'abord, il faut que cette volonté soit sollicitée, excitée à influer sur les muscles de manière à produire les mouvements dont il s'agit.

Cette sollicitation est exercée par des *sensations* pénibles ou agréables, dont l'origine est dans les viscères respiratoires, digestifs, excréteurs, etc., auxquels se rapportent les actes d'*ingestion*, ou d'*excrétion*, qu'il faut accomplir : sensations dites *internes* ou *instinctives*, à cause de cette origine ; dites encore *sentiments physiques* ou *appétits* ; et enfin appelées aussi *besoins*, parce qu'elles avertissent l'animal de ce qui lui manque et le portent aux actes de relation extérieure qui sont dans l'intérêt des fonctions dont elles dépendent.

Par la douleur ou le plaisir qu'elles causent de plus en plus à l'animal, selon qu'il leur résiste ou qu'il leur cède, ces sensations *viscérales*, pour ainsi dire, excitent sa volonté à réagir sur les muscles soumis à son influence, de manière à produire les mouvements utiles, dans le moment, dans la mesure et dans la durée convenables pour les actes fonctionnels auxquels ils sont affectés.

Ces sensations deviennent ainsi de véritables sentinelles intérieures, qui toujours veillent à l'exercice des actes de relation extérieure que réclament, pour leur accomplissement, certaines fonctions nutritives, et, disons-le à cette occasion, les fonctions reproductrices de l'animal.

Toutefois, ces sensations internes ne peuvent suffire par elles seules à l'exercice convenable de ces actes ; car ce n'est pas assez que l'animal soit excité, sollicité par elles ; il faut, de plus, qu'il soit *instruit* des qualités utiles ou nuisibles que les corps extérieurs offrent pour la satisfaction de ses besoins. Sans cette connaissance, il lui serait impossible, on le conçoit, d'en user ou de s'en abstenir à propos.

Or, à cette instruction sont destinées d'autres sensations dites *externes*, parce qu'elles naissent de l'impression que les objets extérieurs font sur des organes de sensibilité spéciale, qui sont placés à la périphérie du corps et qu'on nomme *sens externes* ou plus ordinairement *les sens*.

Par le plaisir et la douleur que les sensations *externes* causent de leur côté à l'animal, selon les qualités, utiles ou nuisibles pour lui, des objets qu'il rencontre, elles déterminent sa volonté à céder ou à ne pas céder envers ces objets, aux sollicitations de mouvement qui lui viennent des sentiments physiques. De sorte que, dans les relations extérieures réclamées par certains actes nutritifs et reproducteurs, les *sensations externes* de l'animal sont ainsi les premiers guides de ses choix et de ses répugnances.

Mais, pour être le siége de ces divers actes de *sensibilité* : pour *percevoir*, d'une part, les modifications internes qui signalent les *besoins* et sollicitent les mouvements de relation extérieure qui concourent à les satisfaire; pour percevoir, d'autre part, les impressions externes qui doivent guider l'animal dans ces mouvements; enfin, pour produire les influx volontaires ou *volitions* qui déterminent la contraction régulière des muscles, il faut nécessairement un viscère central, lieu de convergence des unes et d'irradiation des autres.

Ce viscère, dont l'activité, bien qu'accessoire à l'exercice des fonctions nutritives, devient ainsi une condition essentielle de leur accomplissement dans la vie extra-utérine, est l'*axe cérébro-spinal*. Composé de l'*encéphale*, qui réside dans la cavité du crâne, et de la *moelle épinière*, qui occupe celle du *rachis* ou *colonne vertébrale*, il porte aussi le nom de viscère *encéphalo-rachidien*.

Formé d'une substance particulière et appelée *nerveuse*, l'*axe cérébro-spinal* offre, on le sait, dans sa portion encéphalique, surtout chez l'homme, un développement des plus considérables et une structure des plus compliquées.

Les fonctions de l'axe cérébro-spinal exigent, à leur tour, qu'il soit en communication permanente et rapide, non-seulement avec les viscères d'où émanent les sentiments physiques, qui signalent les besoins et sollicitent les mouvements de relation propres à les satisfaire, mais encore avec les sens externes, d'où émanent les impressions qui instruisent des qualités des corps extérieurs. Ces fonctions exigent également qu'il communique, de la même manière, avec les muscles, agents immédiats des mouvements que commande la volonté.

Cette importante communication est établie par des filaments très-ténus de substance nerveuse, qui s'étendent de l'axe cérébro-spinal à ces diverses parties du corps. Les uns lui transmettent les modifications viscérales et les impressions externes qui, sont l'origine des diverses sensations : ce sont les *nerfs sensitifs*. Les autres transmettent de lui aux muscles les influences de la volonté, qui produisent les mouvements de relation extérieure : ce sont les *nerfs moteurs*. Les uns et les autres, rassemblés d'abord en cordons, en faisceaux, en plexus plus ou moins volumineux et entrelacés, selon le nombre et la disposition des parties auxquelles ils appartiennent, se distribuent ensuite à chacune d'elles, par une multitude de rameaux, qui semblent autant de fils électriques, destinés à la mettre en communication continuelle et instantanée avec *l'axe cérébro-spinal*.

Par cette distribution, toujours heureusement accommodée aux dispositions matérielles et à la vitalité des diverses parties du corps, les nerfs *encéphalo-rachidiens* établissent entre les organes destinés aux relations extérieures, ainsi que le font les nerfs *viscéraux* ou *splanchniques*, entre les viscères affectés à la nutrition et à la reproduction, les relations intimes et rapides d'activité et de sympathie, par lesquelles tous ces organes concourent, avec tant d'harmonie, aux fins de la vie extra-utérine et à la solidarité de l'organisme vivant.

Mais, on le sait, les relations des animaux supérieurs avec ce qui les entoure, ne se bornent pas, ainsi que celles des animaux les plus simples, aux seuls mouvements d'ingestion et d'excrétion, par lesquels sont satisfaits leurs besoins nutritifs et reproducteurs : elles comportent aussi, dans le cours régulier de leur vie, une multitude d'autres actes par lesquels ces animaux remplissent dans l'ordre providentiel le rôle qui les concerne. Ainsi, par exemple, ces animaux, selon l'espèce à laquelle ils appartiennent, selon les conditions de leur existence, et les circonstances diverses où ils se trouvent, etc., ces animaux, dis-je, ont à soigner ou à défendre leurs petits, à combattre ou à fuir leurs ennemis, à surprendre ou à attaquer une proie vivante, à vivre ensemble ou isolés, à reconnaître des bienfaits, à éviter des dangers, etc.

Ces relations, qui n'ont pas pour but immédiat et direct la satisfaction de leurs besoins matériels, ne peuvent, on le conçoit, leur être suggérées par les mêmes sentiments que ces besoins. Il faut, pour porter les animaux à de telles relations, qu'ils éprouvent des sentiments d'un ordre plus élevé que ne le sont les simples *appétits*. Ces sentiments supérieurs deviennent ainsi les instigateurs secrets des manières d'agir et des habitudes de chaque animal dans les relations de cette nature, et sont, en quelque sorte, l'origine de ses *mœurs*. De là leur nom de *sentiments moraux*. Tels sont, entre autres, les sentiments de l'amour maternel ; du courage et de l'audace ; de la méfiance et de la crainte ; de la haine et de la colère ; de la reconnaissance et de l'amitié, etc.

Dans l'homme, placé à tant de titres bien au-dessus du reste de l'animalité, les sentiments moraux, épurés et ennoblis par le concours de son intelligence supérieure, s'élèvent au point de comprendre parmi eux le sentiment du juste et de l'injuste, ou la *conscience* du bien et du mal moral : conscience qui donne aux actions humaines un caractère de *moralité* auquel celles de la brute sont étrangères.

Enfin, pour correspondre aux *sentiments moraux*, pour diriger les animaux qui en sont doués dans les relations extérieures, plus compliquées et d'un ordre tout différent que ces sentiments leur inspirent, il faut des actes de *sensibilité* qui soient supérieurs à celui de la simple *sensation* ou perception des impressions tant internes qu'externes; car on conçoit que cette faculté ne leur fournit, pour agir, que les motifs et les indications du moment, et que leurs relations avec les objets environnants, réduites à ce seul guide, resteraient, ainsi que celles des animaux les plus inférieurs, éternellement bornées, sans réserve et sans choix, à la satisfaction immédiate et irrésistible de leurs besoins et de leurs sentiments divers. Il faut de plus aux animaux supérieurs : la *mémoire*, qui leur retrace leur passé et les rend susceptibles de s'instruire et de se corriger par l'expérience ; la *comparaison et ses jugements*, qui leur font discerner les rapports des objets, et fournissent à leurs préférences et à leurs aversions des motifs moins immédiats et plus sûrs que ceux de la sensation présente. Il faut de plus à l'homme: le *raisonnement*, dont les inductions habiles le conduisent du connu à l'inconnu, lui révèlent ce qui échappe à ses sens et découvrent, pour sa *volonté*, des motifs de détermination plus éclairés et plus nobles que ceux qui émanent seulement de ses sensations externes et de ses appétits. Il lui faut l'*imagination* elle-même, dont l'activité capricieuse associe, combine et modifie de mille manières les souvenirs et les idées acquises, pour en créer de nouvelles: créations tantôt ingénieuses ou riantes, tantôt tristes ou bizarres, mais toujours fécondes en espérances consolantes et en inventions utiles, comme aussi bien souvent en chagrins et en plaisirs sans réalité. Facultés merveilleuses dont le siége matériel est aussi dans l'encéphale et dont l'ensemble, plus ou moins étendu et compliqué, selon les divers animaux, constitue leur *intelligenc*. Intelligence si éminente dans l'homme, qui lui doit, entre autres prérogatives, son empire sur les autres êtres de la création, la vie civilisée, le libre arbitre de ses actions et la notion sublime de l'existence et des attributs de la Divinité.

Cet aperçu, malgré ses imperfections, permettra, je l'espère, de mieux saisir l'enchainement et la dépendance réciproques des diverses fonctions qui concourent à conserver la vie de l'individu, et par suite d'apprécier avec plus de précision l'influence que les défectuosités des organes de ces fonctions ont sur la viabilité de l'enfant de naissant.

— D'abord, on peut remarquer, à l'occasion du passage du fœtus de la vie intra-utérine à la vie extérieure et isolée de celle de sa mère, que c'est par la respiration que débute le nouveau mode d'existence qui caractérise cette dernière vie. C'est cet acte fonctionnel qui en ouvre la scène, qui en donne le signal et, en quelque sorte, l'impulsion. Tant qu'il ne s'est pas accompli, le nouveau-né, bien qu'il vive et puisse subsister quelques instants sans respirer, le nouveau-né, dis-je, ne présente aucun des actes essentiels de la vie pour laquelle il vient de naître. Sauf l'absorption et la circulation fœto-placentaires, devenues impossibles par la séparation qu'entraîne la naissance, les actes vitaux qui s'effectuent en lui sont encore les mêmes que dans le sein maternel : les pulsations de son cœur et de ses artères, les mouvements de ses membres, etc., s'effectuaient déjà pendant sa vie intra-utérine ; ils ne sont qu'une continuation de cette vie préparatoire ; ils ne révèlent que sa persistance. C'est par la respiration seule que le nouveau-né entre en possession de la vie extérieure et devient réellement *un enfant* : jusque-là il n'est, par son état physiologique, qu'un *fœtus* sorti du sein maternel, et s'il vient à périr à ce moment intermédiaire, qui déjà n'appartient plus entièrement à la vie fœtale, sans appartenir encore à la vie extérieure, il meurt sans avoir vécu de cette dernière existence, c'est-à-dire sans avoir exécuté les actes qui en sont le caractère essentiel.

Cette remarque nous conduit donc à distinguer, lors de la naissance de l'enfant, deux faits très-différents et susceptibles d'être confondus, par les personnes étrangères à la médecine. L'un est celui de la *naissance* elle-même, c'est-à-dire de l'acte de sortie ou d'extraction du fœtus des organes de sa mère : acte non-seulement bien distinct, mais encore indépendant, comme chacun sait, de l'état de vie ou de mort du nouvel être. L'autre fait est celui du *commencement* et de l'*établissement* de la vie extra-utérine : établissement qui est le but de la naissance et par lequel le *fœtus* devient un *enfant* et fait désormais partie du monde vivant extérieur. Bien qu'il existe entre ces deux faits une liaison des plus étroites et même bien qu'ils soient souvent simultanés, cependant cette coïncidence ne se rencontre pas toujours, et il est des cas où ces deux faits se trouvent séparés par un intervalle très-marqué. Ainsi, par exemple, lorsque le fœtus naît vivant, mais asphyxié par les difficultés du travail, ou enveloppé dans les membranes de l'œuf, etc., il tarde à respirer et à commencer ainsi la vie extra-utérine jusqu'à ce que son asphyxie ait cessé, ou que les membranes, qui obstruent les voies respiratoires, aient été enlevées. De sorte qu'il se trouve à ce moment être *né* et *vivant*, et cependant *ne pas vivre encore* de la vie extérieure pour laquelle sa naissance a eu lieu. D'autrefois il commence à respirer, lorsque sa tête se trouve suffisamment dégagée des organes maternels et avant que le reste de son corps soit entièrement sorti. Alors on est autorisé à dire qu'une partie de la vie extra-utérine a commencé pour lui avant que sa naissance fût complète.

Or nous savons que, pour répondre aux intentions du législateur, il ne suffit pas que le fœtus naisse vivant, si la vie qu'il présente n'est qu'une continuation de celle qui l'animait dans le sein de sa mère ; mais qu'il faut positivement qu'il vive de la vie extérieure et commune au reste des hommes, et de plus qu'il soit capable de conserver cette vie définitive, c'est-à-dire qu'il soit viable.

— Le nombre et l'étendue des facultés ou actes vitaux que comporte la vie extra-utérine nous donne ensuite lieu de faire une autre remarque importante.

On a pu voir, dans l'aperçu précédent, que si la vie intra-utérine n'a besoin, pour subsister et atteindre son but (le développement suffisant du nouvel être), que d'actes de nutrition simples et peu nombreux, en revanche tous ces actes lui sont absolument nécessaires ; de sorte qu'ils se retrouvent à peu près les mêmes dans toute la série des animaux où nous observons ce mode d'existence. C'est pourquoi on peut dire, sous ce rapport, que la vie extra-utérine est très-simple et à peu près identique dans toute la classe d'animaux dont l'homme fait partie.

Mais il n'en est pas de même de la vie extra-utérine : non-seulement elle a besoin, chez tous les animaux mammifères, d'actes de nutrition plus nombreux et plus compliqués que ceux de la vie fœtale, mais en outre elle exige, comme on sait, pour les relations extérieures, des actes de locomotion et de sensibilité très-variés selon les espèces animales de cette classe.

C'est surtout sous le rapport de ces actes et particulièrement sous celui de certaines facultés de la fonction de la *sensibilité*, que l'homme, aux yeux du moraliste, diffère des autres animaux et occupe au-dessus d'eux un rang si élevé. Seul, en effet, il est doué de la *raison*, de la *conscience morale* ; et du *libre arbitre* de ses actions. Seul il peut comprendre les devoirs et les droits de l'ordre social : attributs qui lui sont propres exclusivement, qui font partie de son état normal et complet et qui constituent à la fois la moralité et la dignité de son espèce.

Or, il arrive parfois que l'enfant apporte en naissant des maladies ou des vices de conformation qui le privent de ces attributs spéciaux et le rendent à jamais incapable de s'élever, sous leur rapport, au niveau, même le plus inférieur, des autres citoyens, sans lui ôter cependant l'aptitude à conserver la vie extra-utérine. Celle-ci alors, réduite chez lui aux actes les plus indispensables à sa conservation, se rapproche plus ou moins de celle des brutes.

Cette éventualité nous conduit donc à distinguer ici, pour la vie extra-utérine, dont peut jouir l'homme, deux modes d'existence possibles et très-différents entre eux : l'un qui consiste seulement dans l'exercice des actes indispensables à cette vie, telle que la possède les autres animaux, et qui pourrait se nommer : vie extra-utérine *animale* ou *brutale*. L'autre qui, de plus, comprend l'exercice des facultés intellectuelles et morales qui sont propres à l'homme et pourrait, à cause de cela même, être appelé : vie extra-utérine *humaine*.

Cette distinction, fondée sur des différences aussi réelles, n'est pas inutile, je pense, à l'occasion de la viabilité de l'enfant naissant, puisque nous aurons bientôt à examiner si le nouveau-né, pour être viable devant la loi, doit offrir seulement l'aptitude au premier mode d'existence, ou s'il doit en même temps présenter l'aptitude au second.

Il me reste maintenant à examiner les diverses conditions que l'enfant doit offrir à sa naissance pour être considéré civilement comme viable.

§ 2.—*Condition d'âge ou de développement.*

La première question que soulève cette condition est la suivante :

A quel âge l'organisation du fœtus est-elle assez avancée pour qu'il soit apte à conserver la vie extra-utérine ?

Si nous cherchions dans les anciens recueils d'observations la réponse à cette question, il nous faudrait admettre des viabilités d'une précocité inconnue de nos jours. Ainsi, par exemple, Van Swiéten et Mahon rapportent que *Fortunio Liceti* naquit n'offrant encore que la longueur d'une palme (24 à 25 centimètres) et, par conséquent, n'étant âgé au plus que de cinq mois. Cependant il continua de vivre, grâce aux soins particuliers que lui donna son père, et même il devint un savant distingué et ne mourut qu'à 79 ans ! Brouzet raconte qu'un enfant, né aussi à l'âge d'environ cinq mois, puisque sa mère était accouchée à terme six mois auparavant, continua également de vivre, malgré son extrême faiblesse : il remuait et respirait à peine, ne faisait entendre aucuns cris, ne rendait aucuns excréments, et, de temps à autre, avalait seulement quelques gouttes de lait. Mais quatre mois après, ce débile enfant se mit tout à coup à crier, à remuer, à téter, etc., si bien que, seize mois après sa naissance, il était plus fort qu'aucun enfant du même âge !.. Valisneri, Cardan, Montus, Avicenne, A. Spigel et d'autres observateurs, rapportent des faits à peu près semblables, et on cite un membre de la famille de Richelieu qui, bien que né à cinq mois, fut reconnu viable par le Parlement de Paris, etc.

Nous ne voyons plus de ces merveilles si facilement admises par nos prédécesseurs, et les temps seraient bien changés. L'un des accoucheurs modernes les plus expérimentés, Beaudelocque (1), a dit que, dans la multitude d'enfants dont il a observé la naissance, pas un de ceux qui naquirent à cinq mois ne vécut au delà de quelques heures ; que ceux qui naquirent

(1) Capuron, *Cours d'Accouchements*, 2ᵉ édit., p. 157.

à six mois vécurent seulement quelques jours, et que le plus grand nombre de ceux qui naquirent à sept mois ne put être conservé.

M. Velpeau, dans son *Traité d'Accouchements* (1) rapporte qu'en 1825, une jeune femme, dont le dernier enfant était âgé de six mois et trois jours et qui se croyait grosse de cinq mois, accoucha, dans son amphithéâtre, d'une fille qui pesait moins de deux livres et offrait d'ailleurs tous les caractères d'un fœtus d'environ cinq mois, et dont les cris étaient si faibles qu'on avait peine à les entendre. Cet enfant ne vécut que quatre jours. La même année une autre femme, qui était accouchée cinq mois et douze jours auparavant à l'hôpital de Perfectionnement, d'un enfant à terme, et qui, par conséquent, ne pouvait être grosse de plus de cinq mois, avorta, dans ce même hôpital, d'un fœtus long de neuf pouces mesurés du vertex à la plante des pieds, et du poids d'une livre et un quart, dont la peau était encore d'un rose vif et dépourvue d'enduit sébacé, et qui ne vécut que vingt-huit heures. Il est vrai que, malgré les recommandations faites à la mère, cet enfant ne reçut d'autre soin que celui d'être maintenu chaudement enveloppé dans du coton. En mai 1834,

(1) 2 *édition.

M. Velpeau fut encore témoin d'un fait semblable à l'Hôtel-Dieu de Paris.

Les observations des autres accoucheurs modernes confirment celles de ces éminents professeurs, et si les faits que j'ai pu recueillir dans une longue pratique, pouvaient offrir de l'importance, après de tels témoignages, j'ajouterais que, dans bien des cas, j'ai reçu encore pleins de la vie que comportait leur degré de développement, des fœtus, âgés de cinq à six mois, à en juger par leurs caractères tant extérieurs qu'intérieurs ; que ces avortons, non-seulement remuaient leurs membres et respiraient, en ouvrant parfois grandement la bouche et faisant des efforts d'inspiration très-prononcés, mais encore qu'ils poussaient de faibles vagissements, avalaient quelquefois des gouttes de lait tiède et coupé, ouvraient les yeux et même rendaient un peu d'urine ; mais que toujours ils finissaient par s'affaiblir et se flétrir de plus en plus, malgré les soins les plus attentifs. Leur peau, bien que chaudement abritée, devenait par degrés froide et bleuâtre, surtout au visage, aux doigts et aux orteils ; leur respiration, leurs mouvements ne s'effectuaient qu'avec une faiblesse croissante et bientôt extrême ; enfin tous s'éteignaient, pour ainsi dire, dans les vingt-quatre, trente-six ou quarante-huit heures de leur naissance.

Ces avortons avaient assurément commencé la vie extra-utérine ; mais ce commencement n'était qu'une ébauche trop imparfaite pour répondre aux besoins bien plus grands qu'entraîne, dès l'abord, cette nouvelle existence.

Du reste, on a expliqué l'erreur dans laquelle sont tombés les anciens observateurs sur l'âge où commence la viabilité fœtale, en faisant remarquer que, de leur temps, les caractères des divers âges du fœtus étaient imparfaitement connus ; que, pour déterminer l'âge d'un enfant naissant, on s'en rapportait souvent aux assertions plus ou moins suspectes de l'accouchée ou des personnes qui l'entouraient. On a fait remarquer aussi que les faits cités de viabilité précoce ne sont ni assez bien circonstanciés, ni assez authentiques pour exclure tout soupçon d'erreur ou de supercherie ; soupçon d'autant plus fondé qu'au temps où ces faits ont été recueillis, la pratique des accouchements était généralement dévolue à des matrones, et que les hommes de l'art n'y étaient appelés que dans des circonstances exceptionnelles.

Ces critiques paraissent fort justes et, en leur faveur, chacun peut remarquer combien est singulier l'avorton de Brouzet qui, après quatre mois d'une existence des plus languissantes et soutenue à peine par quelques gouttes de lait, montre subitement la vigueur et la vitalité d'un enfant, né au terme ordinaire de la grossesse et dans les meilleures conditions. On se demande où ce frêle avorton, durant les quatre mois d'un régime aussi sévère, avait puisé les matériaux d'une telle vivacité? On peut aussi remarquer que la reconnaissance de la viabilité seule d'un enfant, par le Parlement de Paris, n'impliquait aucunement la constatation de l'âge réel de cet enfant.

Tout nous porte à penser que ce n'est pas d'une manière instantanée, mais par degrés, que le fœtus arrive à une viabilité complète, et que le moment de la vie intra-utérine où il devient apte à la vie extérieure, offre, ainsi que toutes les autres phases de la vie humaine, des variétés selon la rapidité particulière du développement des individus ; qu'il y a bien une époque de la grossesse où la viabilité se trouve confirmée généralement chez le fœtus ; mais, qu'en dehors de cette époque, il se rencontre des exceptions, soit en deçà, soit au-delà de la règle générale; exceptions dont la limite ne peut être précisée d'une manière rigoureuse, à cause de la variabilité toujours inhérente aux phénomènes de la vie.

C'est pourquoi, mieux éclairés que nos devanciers, par les progrès de la science et par des investigations plus sévères, nous pouvons admettre aujourd'hui, comme étant le fait le plus ordinaire, que le commencement de la viabilité *possible* du fœtus oscille entre les derniers temps du sixième mois et les premiers du septième, et qu'ensuite cette aptitude va se prononçant de plus en plus; de sorte qu'à la fin du septième mois, la viabilité fœtale est généralement confirmée. C'est par suite de cette opinion que les accoucheurs attendent cette dernière époque pour provoquer l'enfantement prématuré, dans les cas où cette opération est jugée nécessaire, pour sauver la mère et l'enfant.

Si l'article 314 du Code Napoléon fait de la *viabilité déclarée* de l'enfant, né dans les 180 premiers jours du mariage, une condition pour que cet enfant puisse être, en certains cas, désavoué par le mari, c'est, sans doute: en premier lieu, parce que le désaveu d'un enfant non viable, serait inutile; un tel enfant n'étant compris dans aucune disposition civile. Et, en second lieu, parce que l'enfant qui, dans cet espace de temps, naît avec un développement insuffisant pour sa viabilité, ne peut, selon le législateur, avoir été conçu avant la célébration du mariage et, par conséquent, doit être imputé au mari, conformément à l'art. 312 du même code. Par cette détermination, le législateur reconnaît implicitement que la viabilité de l'enfant naissant n'exige pas moins de cent quatre-vingts jours de vie intra-utérine.

Dans *l'addition* à l'art. 313 du même code, la loi reconnaît encore implicitement, d'un côté, que la durée de la grossesse ne se prolonge pas au-delà de trois cents jours ; et de l'autre, qu'un enfant né avant le cent quatre-vingtième jour, depuis sa conception possible, n'est pas assez développé pour être viable.

Mais le législateur, en s'exprimant ainsi, ne fixe ni l'époque la plus ordinaire de la viabilité, ni celle du terme normal de la grossesse ; il ne fait qu'adopter, pour chacun de ces phénomènes variables dans leur manifestation, une limite extrême, au-delà comme en-deçà de laquelle il établit, pour règle judiciaire, qu'ils ne peuvent se produire. Sans doute, ces limites sont précises et rigoureuses, et n'excluent pas de rares exceptions; mais ces limites étaient nécessaires dans l'intérêt général, pour prévenir d'interminables discussions et souvent de scandaleux débats. Leur adoption, d'ailleurs, n'empiète aucunement sur les attributions des personnes de l'art, qui conservent toujours la faculté de constater au besoin, par l'observation, quelles sont les époques les plus ordinaires des phénomènes dont nous parlons.

On ne pourrait donc s'appuyer sur ces articles pour distinguer, chez l'enfant naissant, deux espèces de viabilités d'après le temps où elles se manifestent : l'une *naturelle*, qui serait variable et résulterait du cours même de la vie fœtale ; l'autre *légale*, qui serait fixe et déterminée par les articles de loi que nous avons cités ; car ces articles précisent seulement l'époque la moins avancée de la vie intra-utérine à laquelle le législateur a jugé convenable de limiter la précocité de la viabilité du fœtus : limite qui ne peut, à cause de cela même, être considérée comme étant une époque ordinaire de cette aptitude.

Du reste, l'obstacle apporté à la conservation de la vie extra-utérine, par l'âge trop peu avancé du fœtus, se conçoit facilement d'après l'exposition qui a été faite ci-dessus des actes vitaux nécessaires à cette vie : on comprend que cet obstacle vient surtout de l'impuissance où un développement trop imparfait met les organes de la respiration, de la digestion, de la circulation, etc., et sans doute aussi ceux de la sensibilité, de répondre, autant qu'il le faudrait, aux besoins plus grands qu'entraine aussitôt cette nouvelle existence.

On conçoit également que le médecin, chargé de constater si un nouveau-né est parvenu à un âge suffisant pour la viabilité, n'a pas à déterminer précisément quelle a été la durée de la vie intra-utérine de cet enfant, en recherchant soit l'époque de sa conception, soit celle de l'apparition de certains phénomènes de la grossesse ; car ces renseignements sont généralement peu sûrs ou infidèles. D'ailleurs les progrès du développement et de la vitalité de l'organisme, pendant la vie intra-utérine, ne suivent pas toujours régulièrement ceux de l'âge, plus qu'ils ne le font après la naissance, et on voit souvent des nouveau-nés d'un âge à peu près égal qui présentent dans leur développement des différences considérables. Mais l'homme de l'art doit se préoccuper avant tout des indices extérieurs, et, s'il y a lieu, des indices intérieurs qui caractérisent le degré de développement et de vigueur de l'enfant. Seuls ces indices importent dans la question, puisque ce n'est pas l'âge lui-même, mais bien la viabilité du nouveau-né qui est la condition exigée par la loi.

Il n'arrive pas toujours, dans cette circonstance, que le développement de l'enfant soit assez avancé ou plutôt offre des caractères de viabilité assez prononcés, assez évidents pour que le médecin puisse répondre immédiatement et avec la certitude nécessaire, à la question qui lui est soumise. Ainsi, par exemple, lorsque l'enfant naît vers la fin du sixième mois, époque où son degré d'organisation rend sa viabilité incertaine et seulement possible à l'aide de soins ultérieurs plus attentifs et plus intelligents que de coutume, les indices d'un développement suffisant ne sont pas toujours assez marqués pour qu'on puisse affirmer qu'il continuera de vivre, ainsi que la généralité des enfants. De plus, à cette même époque, l'aptitude du nouveau-né à conserver l'existence se trouve subordonnée à des circonstances ultérieures et particulièrement à l'intelligence et au concours des soins dont il sera l'objet. De sorte que tel enfant, qui aura d'abord paru non viable, à en juger d'après la manière dont sont habituellement soignés les enfants, pourra très-bien, ainsi que *Fortunio Liceti*, continuer de vivre et même parvenir à un âge avancé, s'il reçoit les soins particuliers que réclame son état d'imperfection et de faiblesse ; tandis que tel autre enfant qui aura paru assez vivace et assez développé pour être conservé par les soins attentifs et éclairés qui se prodiguent dans les familles aisées, succombera bientôt si les personnes auxquelles il est confié sont pauvres ou négligentes. Dans ces sortes de cas, toute déclaration immédiate et formelle sur la viabilité de l'enfant, me semble prématurée, et il faut de toute nécessité, pour ne pas s'exposer à l'erreur, attendre l'événement. Car si l'enfant survit assez longtemps, sa viabilité sera démontrée par le fait même de cette prolongation d'existence, et, au contraire, s'il meurt peu après sa naissance, il y aura de fortes présomptions qu'il n'est pas né avec un développement suffisant pour être viable, et alors, pour résoudre cette question et pour décider si la cause de sa mort n'a pas été congéniale, on aura non-seulement tous les renseignements qui auront été recueillis sur l'état du nouveau-né antérieurement à son décès, mais de plus les indices non moins précieux que fournira l'examen cadavérique.

En résumé, le médecin appelé à se prononcer sur la viabilité d'un nouveau-né dont la naissance a été prématurée, se trouve toujours en présence de l'un des cas suivants : 1° ou le développement de cet enfant est assez avancé pour que sa viabilité soit confirmée et par conséquent évidente et certaine, ainsi qu'il arrive généralement quand le fœtus naît au septième mois révolu ; 2° ou, au contraire, le développement de l'enfant est de toute évidence trop imparfait pour que sa viabilité existe, et même pour qu'elle ait aucune chance de s'établir plus tard ; ce qui s'observe lorsque l'enfant naît avant le commencement du cinquième mois ; 3° ou enfin le développement du nouveau-né, sans être assez avancé pour faire considérer sa viabilité comme confirmée et certaine, est cependant arrivé à un degré qui donne l'espoir qu'elle pourra se réaliser, s'il reçoit les soins particuliers qu'exige son état d'imperfection.

Dans les deux premiers cas, la déclaration formelle de l'homme de l'art peut avoir lieu immédiatement, c'est-à-dire aussitôt qu'il les aura positivement reconnus; car ils ne laissent aucune incertitude. Mais, dans le troisième cas, une telle déclaration lui est impossible, à notre avis, et il se trouve, ainsi que nous l'avons remarqué au commencement de ce travail, dans la nécessité d'attendre l'événement pour ne pas s'exposer à être contredit par lui.

§ 3. — *Condition de conformation.*

Pour constituer la viabilité de l'enfant naissant, sa conformation n'a pas besoin d'être parfaite, plus que son développement n'a besoin d'être complet. Il suffit qu'elle ne soit pas défectueuse au point d'empêcher les fonctions indispensables à la vie extra-utérine de s'exercer assez régulièrement pour qu'il continue de vivre au delà des premiers temps de sa naissance. Nous avons vu que ce ne serait pas assez qu'il pût seulement commencer cette existence sans pouvoir la conserver un temps suffisant ; car naître avec cette fâcheuse disposition, ce n'est prendre possession de la vie extérieure, ni comme la généralité des enfants, dont l'existence a une durée moyenne, ni même comme un petit nombre, qui participe du moins quelque temps à la vie commune : c'est naître seulement *pour mourir* presque aussitôt, et, aux yeux du législateur, c'est comme si on ne naissait pas : *non nasci et natum mori, paria sunt.* (P. Zacchias.)

Il faut donc absolument que la conformation du nouveau-né, toute défectueuse qu'elle puisse être, n'entraîne pas sa mort dès les premiers temps de sa naissance. C'est à cette condition seulement qu'il peut entrer dans la vie civile et se trouver compris dans les articles de loi qui ont été cités. Mais cette condition, une fois remplie, son existence ultérieure ne paraît soumise, par le législateur, à aucune condition de durée pour constituer la viabilité.

L'étendue et le nombre des facultés qu'une conformation vicieuse permet au nouveau-né donnent, à leur tour, lieu à une nouvelle question. Il importe, en effet, de savoir jusqu'à quel degré ce nombre et cette étendue peuvent se trouver réduits, par une organisation vicieuse, sans que l'enfant cesse d'être considéré comme légalement viable.

Nous avons vu que la vie extra-utérine, sous le rapport des facultés physiques, ainsi que des facultés intellectuelles et morales, présente de très-grandes différences dans la série des animaux mammifères; que l'homme est doué des attributs intellectuels et moraux les plus élevés, attributs qui, même à ne les considérer qu'au point de vue physiologique, le distinguent des brutes, plus encore que ses facultés physiques, et suffisent toujours, malgré l'irrégularité et même les monstruosités de sa conformation, pour faire reluire en lui le noble caractère de l'humanité.

Nous avons vu aussi que parfois des vices d'organisation ou des maladies privent l'enfant de ces éminentes facultés et le condamnent à n'égaler jamais, sous leur rapport, les autres hommes. De sorte que, bien qu'il continue de vivre et de se développer, en ce qui concerne la vie simplement animale, il reste néanmoins, par la défectuosité de son intelligence et de ses sentiments moraux, dans l'impuissance d'apprécier et d'accomplir les devoirs imposés par les lois civiles et religieuses. Souvent même, entièrement dépourvu des facultés intellectuelles et morales qui sont le partage exclusif de l'humanité, il reste tout à fait au niveau des brutes et, pour le moraliste, n'a guère d'humain que la forme. Or l'aptitude à la vie extra-utérine que conserve un tel idiot doit-elle suffire pour la viabilité désignée par le législateur ? Telle me paraît être, en ce moment, la question.

La loi romaine exigeait pour la viabilité que l'enfant naquît vivant et parfait. *Si vivus et perfectus natus est.* » (*Code de posthum. hæred. institut.*)

Le mot *perfectus*, appliqué ainsi, sans restriction, à l'enfant naissant, désigne, si je ne me trompe, non-seulement le développement complet de cet enfant, mais encore la réunion des autres conditions qui constituent sa perfection. Ce mot signifierait donc l'aptitude à la vie extra-utérine qui est parfaite chez l'homme, ou plutôt à la vie extra-utérine qui caractérise son espèce, et non l'aptitude à une vie seulement animale ou brutale. Or on ne peut dire que l'idiot offre l'état normal ou parfait de l'espèce humaine.

Mais nos législateurs, en se servant du mot *viabi-*

lité seul et isolé de toute expression ou circonstance qui en restreigne ou modifie la signification, lui ont laissé, par cela même, son acception la plus générale et n'ont établi aucune distinction relative au nombre et à l'étendue des facultés que comporte la période d'existence pour laquelle ils l'ont employé ; ils n'ont pas distingué entre la vie extra-utérine simplement animale, c'est-à-dire bornée aux facultés qui sont communes à l'homme et aux autres animaux de sa classe, et la vie extra-utérine ennoblie par les attributs intellectuels et moraux qui sont propres à l'espèce humaine dans l'état normal, et la rendent capable des droits et des devoirs sociaux.

Cette distinction d'ailleurs serait presque toujours impossible ou impraticable dans les premiers temps de la naissance, et il était sage, pour cette raison, de s'en abstenir. Ainsi, en l'absence d'aucune restriction formelle établie par le législateur, il y a tout lieu de penser que l'expression pure et simple de viabilité qui se trouve dans la loi, doit être prise dans son sens le plus étendu et désigner chez l'enfant l'aptitude à la vie extra-utérine, même seulement *animale* ou *brutale*.

Ajoutons encore que pour l'aptitude à cette vie, en quelque sorte dégradée, il ne paraît pas nécessaire non plus que le nouveau-né possède tous les organes, réunisse toutes les facultés qu'elle comporte, et qu'aux yeux du législateur, l'enfant ne cesserait pas d'être viable, bien qu'il soit privé d'un ou de plusieurs membres, d'un ou de plusieurs sens externes, et même bien qu'il soit monstrueux; car, dans cette appréciation rigoureuse des termes de la loi, il suffit, pour la viabilité légale, que les appareils de la sensibilité, de la respiration, de la digestion, des sécrétions et des excrétions, etc., fonctionnent chez l'enfant assez régulièrement pour une prolongation suffisante de son existence.

D'après cette considération, les vices de conformation incompatibles avec la vie extra-utérine sont seulement ceux qui ôtent aux appareils que je viens de nommer, la faculté de remplir leurs fonctions de manière à satisfaire pendant assez longtemps aux conditions indispensables à cette vie.

L'exposition complète et détaillée de ces vices ne peut entrer dans le plan de cet écrit, et je pense qu'il me suffira d'indiquer les principaux, en évitant le plus possible les expressions scientifiques. Ainsi au nombre de ces vices de conformation se rangent : l'absence ou les difformités très-graves de la face, de l'encéphale et de la moelle épinière ; celles des poumons et du cœur ; les déplacements et les hernies de ce viscère à travers la paroi antérieure de la poitrine ou vers la tête ; les interruptions et les oblitérations diverses, qui s'opposent totalement au cours des matières à travers le canal digestif ; l'absence de la paroi antérieure de l'abdomen et la hernie ombilicale très-volumineuse ; l'absence ou les altérations graves des principaux organes sécréteurs ou excréteurs, du foie, des reins, des voies urinaires, etc.

Les détails donnés il y a un instant, sur les actes principaux de la vie extra-utérine, permettent de concevoir sans explications nouvelles, le mode d'influence que chacun de ces vices a sur la viabilité de l'enfant naissant. Mais ce qu'il importe surtout de remarquer ici, c'est que la gravité de l'obstacle que ces vices apportent à la conservation de la vie extra-utérine n'est pas la même dans tous, et que, sous ce rapport, il y a lieu de faire entre eux une distinction analogue à celle dont les différents degrés du développement de la viabilité ont été l'objet.

Ainsi, nous avons vu que, dans les cas où le fœtus naît à une époque où sa viabilité n'est pas encore assez prononcée pour qu'il continue de vivre comme les autres enfants, à l'aide des soins hygiéniques ordinaires, il peut néanmoins conserver l'existence, si des soins particuliers suppléent à l'imperfection et à la débilité de ses organes. De sorte que, dans ces cas, la viabilité qu'il présente au moment de sa naissance n'est que possible et a besoin, pour se réaliser, de circonstances ultérieures et exceptionnelles.

Or, des éventualités de même genre peuvent se rencontrer avec les vices de conformation dont la présence s'oppose à la conservation de la vie extra-utérine.

En effet, les uns sont entièrement au-dessus des ressources connues de l'art médical, et, par conséquent, entraînent, dès la naissance même, une non-viabilité absolue, définitive et certaine. Les autres, au contraire, sont susceptibles d'être guéris, ou du du moins corrigés au point de permettre une continuation suffisante de la vie extérieure. De sorte que la non-viabilité qu'ils causent, au lieu d'être, comme dans le cas précédent, absolue et définitive, se trouve seulement possible et subordonnée, dans sa réalisation, à l'insuccès du traitement spécial qui sera ultérieurement fait à l'enfant.

Aux vices de la première catégorie se rapportent : l'absence ou les difformités les plus graves des principaux organes, et notamment celles de la face, de l'encéphale, de la moelle épinière, du cœur, des poumons, du canal digestif, du foie, des reins, etc.

La seule constatation de telles difformités suffit évidemment à l'homme de l'art pour se prononcer aussitôt et sans s'exposer à l'erreur, sur la non-viabilité du nouveau-né.

Parmi les vices de la seconde catégorie, on peut ranger : les hernies de l'encéphale peu volumineuses, simples et sans amincissement des téguments ; les scissures lombaires de la colonne vertébrale, quand elles ont ces mêmes caractères ; la scissure peu considérable de la paroi antérieure de l'abdomen et la hernie ombilicale d'un volume médiocre ; les oblitérations du rectum, de l'anus, de la bouche, etc.

Quand se rencontrent des vices de ce genre, il ne suffit pas, je pense, au médecin de les avoir bien reconnus, pour se prononcer aussitôt sur la non-viabilité de l'enfant; car ces vices peuvent souvent guérir. Mais, l'homme de l'art, s'il veut n'être pas contredit par l'événement, doit attendre le résultat de leur traitement pour établir définitivement son opinion sur l'aptitude ou la non-aptitude de l'enfant à la vie extra-utérine.

—A la vérité, parmi les vices de conformation dont

la présence est bien réellement incompatible avec la conservation suffisamment prolongée de cette vie, il en est dont la simplicité est si grande, dont le traitement est si facile et ordinairement si efficace, qu'on admet généralement leur guérison comme certaine et que les enfants qui en sont affectés sont considérés comme viables, même avant d'en être débarrassés. Telles sont par exemple les imperforations simples de la bouche, de l'anus, de l'urètre, etc.

Sans doute cette manière de voir est généralement sans inconvénients, surtout dans nos pays, où les secours d'un art éclairé font bien rarement défaut aux enfants affectés de ces difformités ; mais toutefois on peut remarquer qu'une telle opinion, émise ainsi tout d'abord, suppose déjà réalisé un fait qui ne l'est pas encore, la perméabilité des voies digestives et urinaires ; un fait qui, à la rigueur et dans certaines circonstances défavorables, pourrait assurément ne pas s'accomplir. Cette opinion me paraît donc manquer de toute l'exactitude désirable, et pouvoir, dans certains cas, entraîner des contestations. En effet, ce n'est pas, comme nous l'avons vu, à la simple possibilité de devenir viable, c'est-à-dire à une éventualité future et toujours plus ou moins incertaine, que sont attachées les dispositions de la loi, mais bien à la viabilité déjà réalisée ou existante chez l'enfant. Or, pourrait-on dire que cette réalisation a eu lieu chez celui que l'ignorance des personnes qui l'ont entouré, ou la privation et même l'insuccès des secours de l'art, auraient privé du rétablissement du cours des matières à travers les voies obstruées? Cet enfant ne périrait-il pas infailliblement, dans les premiers temps de sa naissance, faute d'avoir été rendu capable de vivre?

Ces distinctions paraîtront subtiles ou trop rigoureuses peut-être. Mais l'exactitude de langage que nécessite l'interprétation et l'application des lois ne commande-t-elle pas cette rigueur? Les termes de la loi sont précis : ils révèlent clairement son but, qui est de n'appliquer certaines dispositions qu'à l'enfant capable de continuer de vivre; et, en s'écartant de cette précision, on s'expose à faire une telle application à des enfants qui ne deviendraient pas viables et dont, par conséquent, l'existence est considérée comme nulle par le législateur.

§ 4. — *Conditions de santé.*

On sait que l'enfant, bien qu'il naisse avec une organisation assez régulière et un développement suffisant pour conserver la vie extérieure, peut néanmoins périr, dans les premiers temps de sa naissance, s'il est affecté de maladies graves.

Les maladies de ce caractère, dont il peut se trouver atteint, sont nombreuses et diffèrent entre elles, non-seulement par leur siége et leur nature, mais aussi par le temps où elles sont survenues. C'est sous ce dernier point de vue qu'il nous importe d'abord de les distinguer ici.

En effet, les unes ont une origine antérieure à la naissance de l'enfant, c'est-à-dire au moment même où il se trouve dégagé, naturellement ou artificiellement, des organes de sa mère. On les nomme maladies congénitales ou congéniales. Les autres sont survenues depuis ce moment.

On conçoit que ces dernières maladies ne peuvent, quelle que soit la promptitude et la gravité de leur invasion, détruire le fait préalablement accompli de l'existence de la viabilité au moment où l'enfant est né, et par conséquent, ne peuvent empêcher aucune des conséquences qui y sont attachées par la loi. Nous n'avons donc pas à nous occuper d'elles.

Quant aux maladies dont l'origine remonte au-delà du moment précis de la naissance, soit qu'elles existassent avant la déclaration du travail de l'enfantement, soit qu'elles aient commencé pendant sa durée, ou pendant celle des opérations qui l'ont terminé, elles doivent, ce me semble, comme les vices de conformation incompatibles avec la conservation de la vie extra-utérine, être distinguées selon qu'elles sont ou ne sont pas susceptibles d'être guéries.

Les maladies congéniales et promptement mortelles qui sont entièrement au-dessus des ressources de l'art, au moins dans l'état présent de la science, entraînent dès la naissance une non-viabilité certaine et définitive. De sorte que le médecin peut signaler cette conséquence aussitôt qu'il les a positivement reconnues; ce qui n'arrive pas toujours avant la mort de l'enfant et les recherches cadavériques. Telles sont, par exemple, les asphyxies pléthorique ou anémique portées au plus haut degré ou compliquées des plus graves lésions du crâne et de l'encéphale; l'hydrocéphalie ventriculaire très-volumineuse; l'hydrorachis des régions supérieures de la colonne vertébrale; les tumeurs cervicales assez considérables pour empêcher la respiration et la circulation; l'infection syphilitique accompagnée de graves altérations des viscères, etc.

Les maladies congéniales qui tendent naturellement à causer la mort prochaine de l'enfant, mais qui sont susceptibles de guérir, au moins à un degré suffisant pour ne pas entraîner une telle fin, n'excluent la viabilité qu'autant que cette guérison n'a pas lieu. Car, on le conçoit, lorsque l'enfant succombe promptement à leur funeste influence, on ne peut dire qu'il était né viable, puisqu'il était né avec des affections dont la suite naturelle était sa mort prochaine et dont il n'a pas été guéri. C'est pourquoi, dans les cas où l'enfant apporte en naissant quelqu'une de ces maladies, il ne présente d'abord qu'une viabilité possible, conditionnelle et subordonnée au succès du traitement médical qui lui sera ultérieurement fait.

A cette catégorie de maladies peuvent se rapporter entre autres : les états d'asphyxie et de débilité générale portés à un haut degré, mais exempts de complications fâcheuses ; certaines lésions physiques du crâne, de ses téguments et de l'encéphale, moins graves que dans le cas précédent ; l'hydrocéphalie, l'hydrorachis lombaire, et l'omphalocèle peu considérables ; l'infection syphilitique bornée à des lésions superficielles, etc. L'expérience apprend, en effet, que ces maladies se guérissent maintes fois par un traitement bien dirigé.

L'homme de l'art, quand il les rencontre, ne peut donc encore se prononcer définitivement et d'une manière certaine, à l'instant de la naissance, sur la viabilité de l'enfant; il lui faut attendre l'événement, ainsi que dans les cas de vices de conformation susceptibles d'être guéris. Ensuite, si la mort prompte de l'enfant a lieu, il doit de plus compléter, par l'autopsie de son cadavre, les renseignements qu'il possède déjà sur l'époque de l'origine de la maladie : époque dont dépend entièrement la solution de la question.

— A l'occasion des difficultés que présente souvent la constatation de la viabilité dans les premiers moments de la naissance, le professeur Chaussier, dans un mémoire adressé, en 1826, au Garde des sceaux, proposa d'ajouter aux articles du Code qui concernent la déclaration des naissances, les dispositions suivantes :

« *Art.* 1er. — Est réputé non viable l'enfant qui « naît avant les trois derniers mois de la grossesse « et qui meurt aussitôt, ou peu d'heures après sa « naissance.

« *Art.* 2. — Est également réputé non viable l'en- « fant qui, parvenu au terme de la grossesse, naît

« anencéphale, c'est-à-dire avec privation totale ou « partielle du cerveau et du crâne, quand même il « serait constaté qu'il a crié ; et celui qui a quel- « qu'autre vice de conformation, tel qu'il ne puisse « conserver la vie, en exécuter les fonctions et que « l'on ne puisse y remédier.

« *Art.* 3. — Est également réputé non viable tout « enfant qui, attaqué d'une maladie dans le sein « de sa mère, meurt dans les vingt-quatre heures « qui suivent sa naissance, quelle qu'en soit la cause.

« *Art.* 4. — Est aussi réputé non viable l'enfant « qui, par la longueur et la nature de l'accouchement, « éprouve, dans la circulation, une gêne telle qu'il « naisse mourant et attaqué d'un épanchement de « sang dans le cerveau, et d'un véritable état d'apo- « plexie et de paralysie dans tous les membres, que « les secours de l'art ne peuvent rétablir, et qu'il « meurt quelques heures après sa naissance.

« *Art.* 5. — Est reconnu et déclaré viable, apte à « jouir des privilèges de la société, l'enfant dont la « tête est bien conformée, qui, au plutôt trente-six « heures après sa naissance, est présenté vivant à « l'officier de l'état civil, qui l'inscrit aussitôt sur « ses registres avec les prénoms qu'on lui donne et

« les qualités des parents et des personnes qui le « présentent. »

Proposition à laquelle il ne fut donné aucune suite.

En effet, de tels articles, ainsi que l'a judicieusement fait remarquer M. Devergie, conviendraient plutôt pour guider les médecins appelés à résoudre des questions de viabilité, que pour devenir des prescriptions de la loi.

D'ailleurs, de quelle utilité seraient des dispositions législatives nouvelles, pour constater la viabilité des enfants naissants, alors que notre jurisprudence, appuyée sur les résultats de l'expérience journalière, admet leur viabilité comme étant le fait général ou ordinaire, et leur non-viabilité comme étant l'exception? Dès lors le nouveau-né est, à bon droit, présumé viable tant qu'il vit, et c'est seulement lorsqu'il vient à décéder très-peu de temps après sa naissance, que cette présomption cesse et que sa viabilité peut être contestée par ceux dont elle blesse les intérêts.

Les médecins appelés à donner leur avis dans cette circonstance, ont pour s'éclairer, non-seulement tous les renseignements antérieurs au décès de l'enfant, mais encore les notions bien plus positives et bien plus sûres qu'ils puisent dans l'examen cadavérique. La démonstration de la vérité ne trouve-t-elle pas les meilleures garanties dans cette marche plus simple ?

—Lorsque des contestations s'élèvent au décès d'un enfant nouveau-né sur la légitimité d'un héritage ou d'un legs qui lui a été attribué comme étant né viable, la jurisprudence généralement admise oblige exclusivement, si je ne me trompe, ceux qui réclament en vertu de la non-viabilité de l'enfant, de prouver le fait sur lequel se fonde leur réclamation. Le motif de cette obligation serait : 1° que la viabilité des enfants naissants étant leur état le plus ordinaire doit, pour cela même, être présumée en chacun d'eux jusqu'à la preuve du contraire ; 2° que c'est à ceux qui réclament en vertu d'une exception à la règle commune à justifier d'abord de cette exception.

Comme la présomption invoquée par cette jurisprudence est déduite de l'observation de la vie humaine, je pense qu'il me sera permis, en terminant ces considérations et malgré mon incompétence en matière de droit, d'examiner s'il convient quelle soit appliquée au cas dont il s'agit.

Et, d'abord, ne pourrai-je faire remarquer que si on admet que ceux dont la réclamation s'appuie sur la non-viabilité d'un enfant décédé, puissent être aussi bien fondés dans leurs prétentions que leurs adversaires, il serait juste qu'ils ne fussent pas, sans une nécessité absolue, placés vis-à-vis de ceux-ci, dans une position tout à fait désavantageuse pour la démonstration de leurs droits? Tel cependant me paraît être le résultat de la jurisprudence admise.

En effet, la preuve à laquelle ces personnes sont obligées par suite de la présomption qu'on leur oppose, est celle de l'existence de la cause de mort antérieurement à la naissance de l'enfant. Or, un tel fait est loin d'être toujours apparent de lui-même, et surtout d'entraîner de la publicité. Très-souvent il ne peut être reconnu d'abord que par les personnes de l'art présentes à l'accouchement; de plus, il se passe dans l'intimité de familles intéressées à le dissimuler et peut-être disposées à user de tous leurs moyens d'influence pour empêcher qu'il ne soit divulgué. D'un autre côté, ceux auxquels il importe d'être informés de ce fait, assez du moins pour motiver leurs réclamations et obtenir une enquête, n'ont souvent que peu ou point de relations avec la famille de l'enfant décédé; parfois même ils en sont très-éloignés, etc. De sorte qu'il peut arriver facilement que le caractère congénial de la cause de la mort du nouveau-né ne parvienne pas à leur connaissance, ou n'y parvienne que tard et à une époque où l'examen du cadavre ne fourait plus les renseignements suffisants pour la solution de la question.

Alors, faute de preuves qu'une position aussi fâcheuse les met dans l'impossibilité de réunir et qui cependant sont exigées d'elles seules, ces personnes peuvent se trouver spoliées de biens qui en réalité leur appartiennent.

C'est là un grand malheur, répondra-t-on sans doute, mais il est inévitable : il découle de la nature même des choses et de la jurisprudence la mieux établie. N'est-ce pas un principe incontestable que ceux qui revendiquent une dérogation à la règle commune, en se fondant sur un fait exceptionnel, doivent d'abord justifier de la réalité de ce fait? D'un autre côté, des mesures administratives qui auraient pour but de constater journellement la viabilité de tous les enfants, à leur naissance, afin d'obvier aux inconvénients de quelques cas rares, sont à peu près impraticables et d'ailleurs n'excluraient pas l'incertitude souvent inhérente à ces constatations hâtives : incertitude qui obligerait encore d'attendre l'événement pour statuer d'une manière plus sûre.

Ces arguments, j'en conviens, sont péremptoires, et je me garderai d'autant plus de les combattre que j'espère qu'ils viendront à mon secours dans un instant. J'exprimerai seulement mon doute sur la justesse de leur application au cas dont il est question.

En effet, l'obligation à laquelle ceux qui réclament en vertu de la non-viabilité d'un enfant décédé sont soumis de prouver d'abord la réalité du motif de leur réclamation, parce que ce motif constitue une exception à la règle générale : cette obligation, dis-je, me paraît fondée sur une erreur. Je m'explique.

Si la viabilité des enfants naissants est considérée, à juste titre, comme étant leur disposition la plus ordinaire, et constitue ainsi la règle commune, d'après laquelle chacun d'eux est présumé jouir de cette aptitude jusqu'à la preuve du contraire, c'est évidemment parce que l'observation démontre que la généralité de ces enfants survit au-delà des premiers temps de sa naissance? C'est de ce fait général que se déduit la règle qui sert de base à la présomption de viabilité invoquée pour chacun. En d'autres termes, la règle n'est ici que la conséquence ou même l'expression du fait observé. Or, le décès prématuré d'un enfant nouveau-né appartient au petit nombre de faits qui sont entièrement opposés à ceux dont la règle est déduite ; il est donc une exception à cette règle, et, loin d'autoriser la présomption de viabilité pour le cas qu'il représente, il la détruit au contraire. Bien plus, s'il était suffisamment prouvé que la cause de la mort de l'enfant n'est pas d'une origine postérieure à sa naissance, ce décès prématuré suffirait seul pour démontrer que cet enfant n'était pas né viable. Dès lors, sur quel titre s'appuient ceux qui prétendent posséder en vertu d'une simple présomption de viabilité dans un cas où précisément elle s'évanouit? Et, lorsqu'ils se présentent d'abord pour succéder à cet enfant, ne se trouvent-ils pas eux-mêmes dans l'exception et, conformément à l'opinion de M. Duranton fondée sur ce que tout demandeur doit fournir sa preuve complète, n'ont-ils pas à établir en premier lieu la réalité du motif sur lequel ils fondent leur demande ?..

Si cette manière de voir était admise, il arriverait, ce me semble, que la viabilité des enfants décédés peu de temps après leur naissance, ne manquerait jamais d'être constatée régulièrement et avec le concours des meilleurs renseignements, chaque fois que des successions, des legs ou des donations rendraient cette mesure utile. Car alors les plus proches parents de l'enfant décédé, ceux qui sont par conséquent le plus à portée de concourir à la manifestation d'un tel fait (puisqu'il s'est passé au milieu d'eux), ne manqueraient pas de réclamer sa constatation officielle, toutes les fois qu'il y aurait chance de l'établir et que leurs intérêts pourraient l'exiger. De sorte que le silence qu'ils garderaient en pareille circonstance fournirait déjà une bien grave présomption de la non-viabilité de l'enfant et amènerait nécessairement l'intervention des autres intéressés.

Caen, typ. B. de Laporte.

www.ingramcontent.com/pod-product-compliance
Ingram Content Group UK Ltd.
Pitfield, Milton Keynes, MK11 3LW, UK
UKHW022117260726
13993UKWH00003B/1064